家庭保健科普画册

——"新家庭计划"指南

上海市人口和家庭计划指导服务中心 组编

编委会成员（按姓氏笔画排序）

王绍平　王昱葭　朱虔兮　安　彪　李元之

巫　茜　张　蕾　陈安娜　徐　辉　谢吟灵

蔡　骏　潘曙勤

U0276570

复旦大學出版社

前言

健康是一个永恒的话题。随着社会经济的发展，生活水平的日益提高，人们的健康观念和健康需求发生了深刻变化，健康不仅仅是个人的事情，也关系着家庭幸福和社会的和谐与稳定。

但是，国人的健康素养却不容乐观。国家卫生计生委公布的2014年中国居民健康素养调查结果显示:我国城乡居民具备健康素养的总体水平为9.79%，即每100人中不到10人具备健康素养。因此，普及科学保健知识和加强健康教育有着现实的必要性和重要性。

当今社会是以视听媒介为主导的社会，"读图时代"已经来临。《家庭保健科普画册——"新家庭计划"指南》是以一家六口、祖孙三代的日常生活作为创作背景，运用轻松幽默的绘画，配以简练易懂的文字和有趣生动的故事情节，采用科普和漫画创作相互融合的方式，围绕家庭健康生活方式、饮食营养、科学用药、意外防护等6个方面的科学知识进行精彩演绎。

健康的金钥匙就掌握在你自己的手中，请将这本书放在你家里触手可及的地方，在任何你与家人想起来的时候翻开它，并用在生活中任何需要的时刻。久而久之，这些看起来平凡又实在的保健小知识会渐渐融入你的家庭生活中，不可或缺。

上海市人口和家庭计划指导服务中心

2016年6月

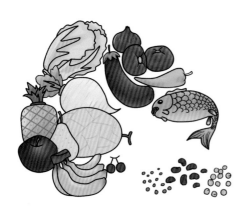

目录

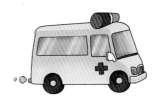

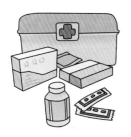

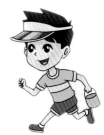

健康生活

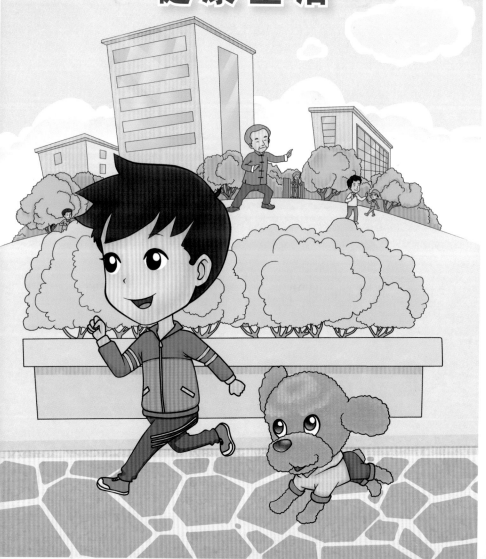

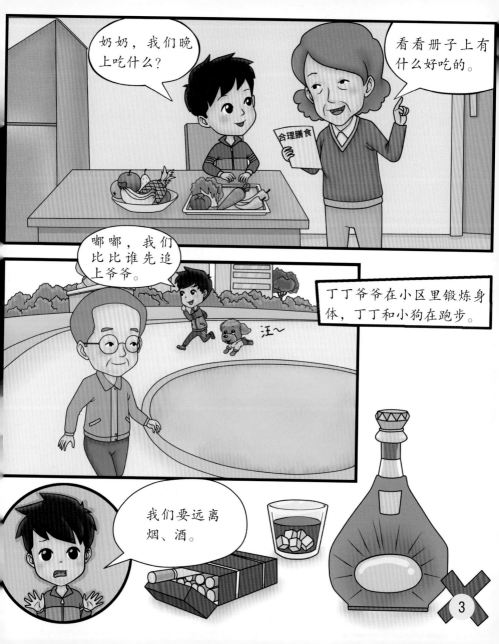

合理运动时间

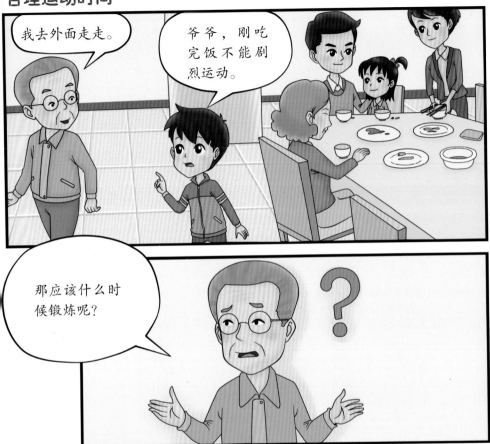

（1）饭后，应适当静坐或仰卧休息30分钟再去活动。

（2）吃饭前、后和睡觉前不适宜运动。

（3）运动的最佳时间是上午8~12点和下午2~5点，此时机

体的体力、耐力、肌肉速度等都处于最佳状态。

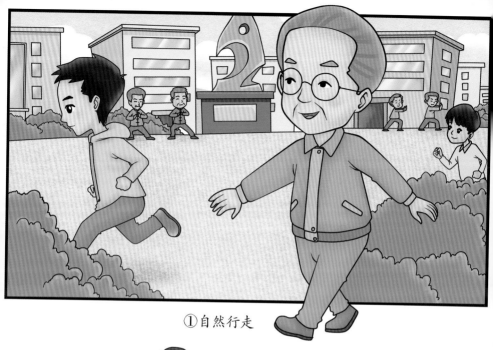

①自然行走

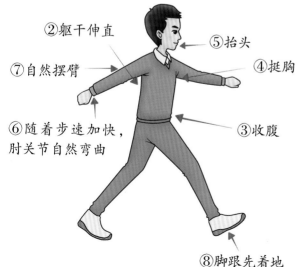

②躯干伸直

⑤抬头

⑦自然摆臂

④挺胸

⑥随着步速加快，
肘关节自然弯曲

③收腹

⑧脚跟先着地

健步走一定要姿势正确，选对鞋子，选择专业的、透气性比较好的服装，及时补充水分。

正确合理的健步走能提高心肺功能和耐力、调节血管功能、减肥、降低血糖、增加人体免疫能力等。

5

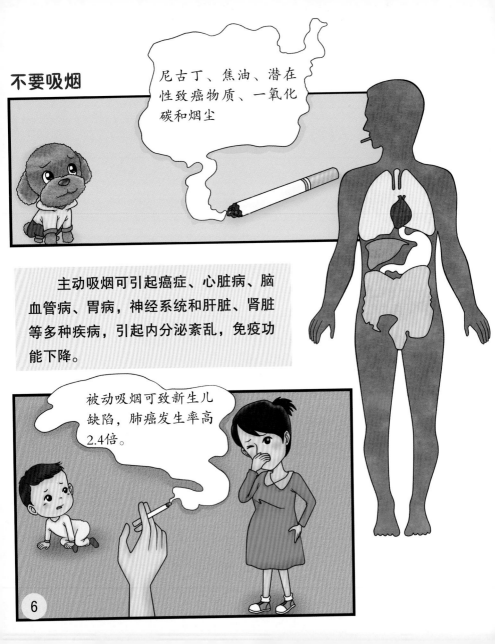

吸"二手烟"的危害几乎等同于吸烟。常吸二手烟容易患糖尿病。女性可引起月经紊乱、受孕困难、雌激素低下、骨质疏松及更年期提前等。吸烟是导致肺癌的首要危险因素。

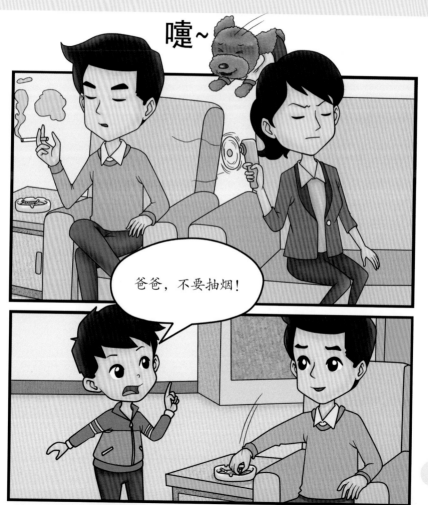

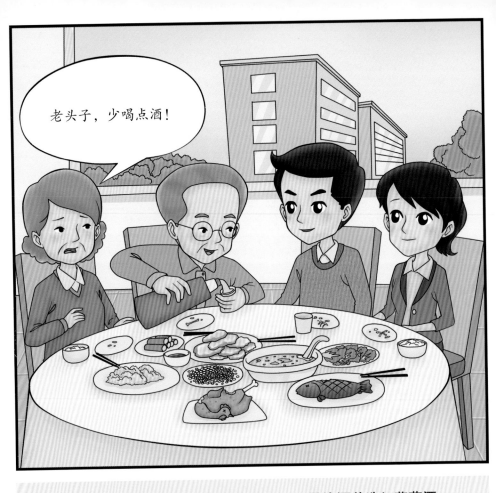

（1）适度饮酒有一定保健作用。适量饮酒首选红葡萄酒，黄酒次之，白酒则对肝损害最为严重。

（2）忌过量饮酒。过量饮酒会对神经系统造成比较大的伤害，如反应迟钝、记忆力减退等。过量饮酒影响脂肪代谢，损伤肝细胞，可致酒精性肝炎及脂肪肝，甚至肝硬化；还会损伤心、脑血管。

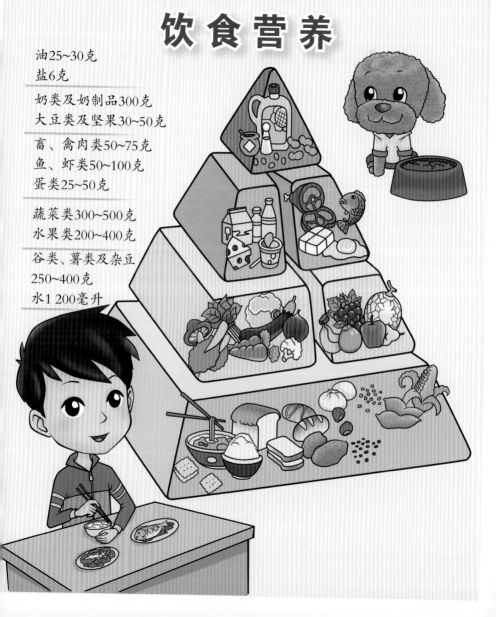

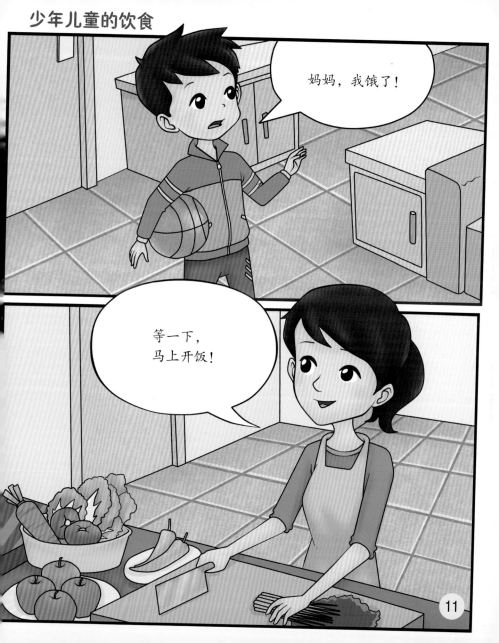

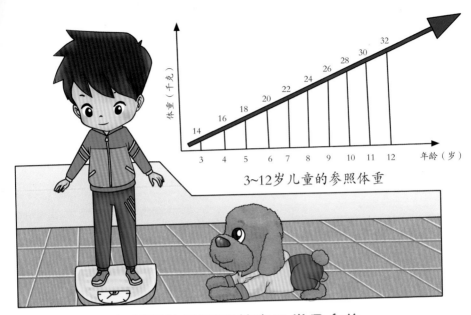

3~12岁儿童的参照体重

儿童生长发育所需的重要营养素及常见食物

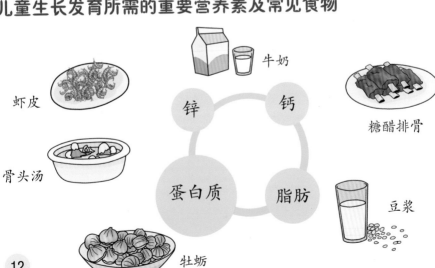

虾皮

骨头汤

牛奶

锌   钙

糖醋排骨

蛋白质   脂肪

豆浆

牡蛎

12

老年人的饮食

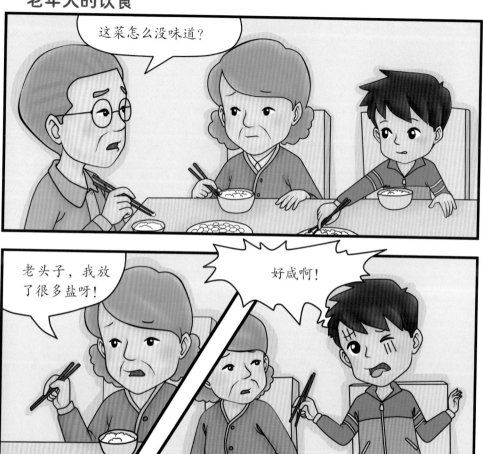

老年人的味蕾数量减少，胃肠功能降低，导致口味加重，而这种饮食习惯将进一步损害身体健康。

老年人宜多摄入高膳食纤维、维生素、微量元素、高优质蛋白，避免高脂、高糖饮食。

清淡饮食

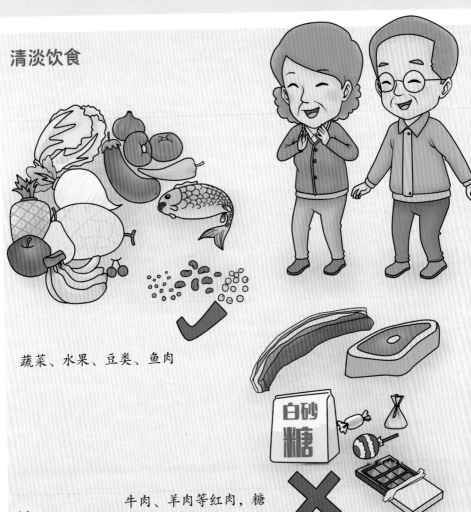

蔬菜、水果、豆类、鱼肉

白砂糖

牛肉、羊肉等红肉，糖

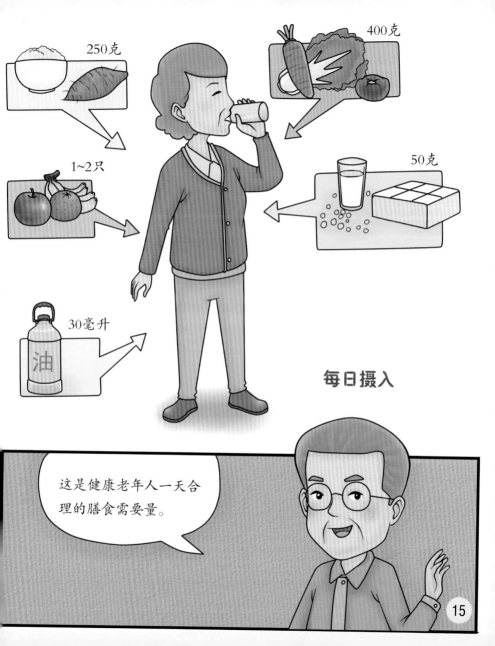

孕期营养与膳食

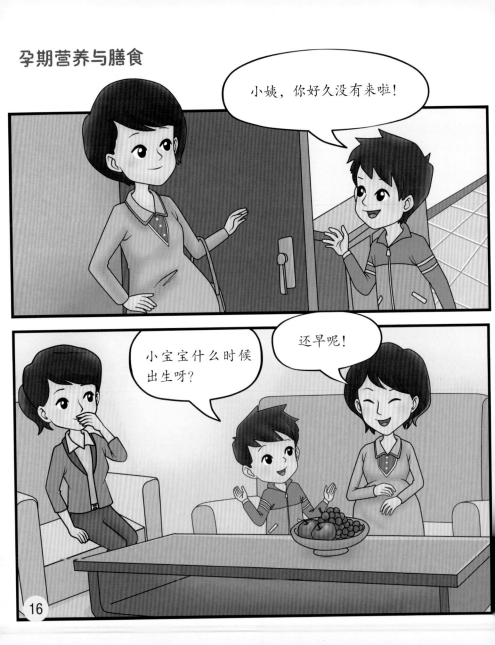

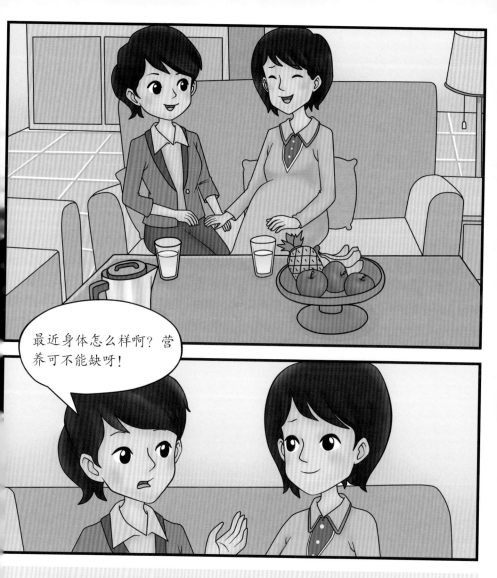

孕期要特别注重营养均衡，且不同阶段的营养膳食侧重点不同。

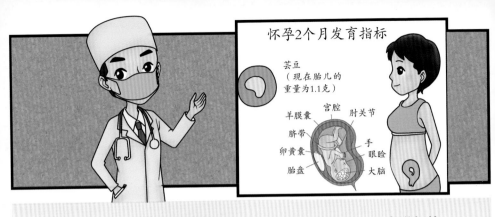

孕初期：要保证优质蛋白质、碘、锌和钙的供给，适当增加热量，确保无机盐、维生素的供给。

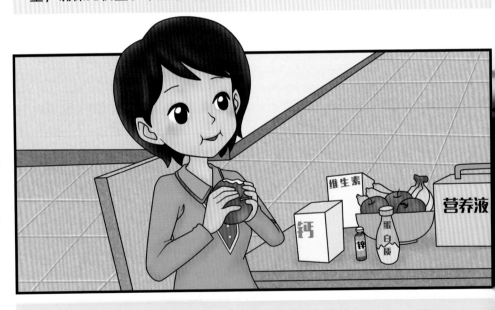

孕中期：切勿盲目进补，否则将导致体重增长过快。应保证充足的蛋白质和维生素，注意铁、锌、钙等元素的补充。

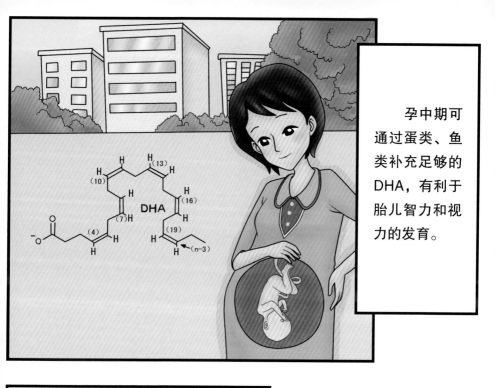

孕中期可通过蛋类、鱼类补充足够的DHA，有利于胎儿智力和视力的发育。

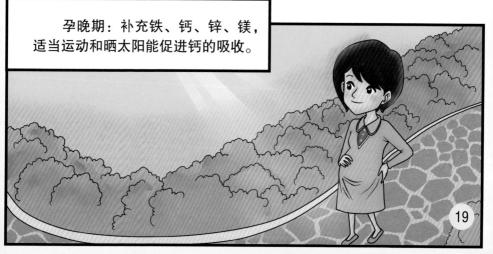

孕晚期：补充铁、钙、锌、镁，适当运动和晒太阳能促进钙的吸收。

科学用药

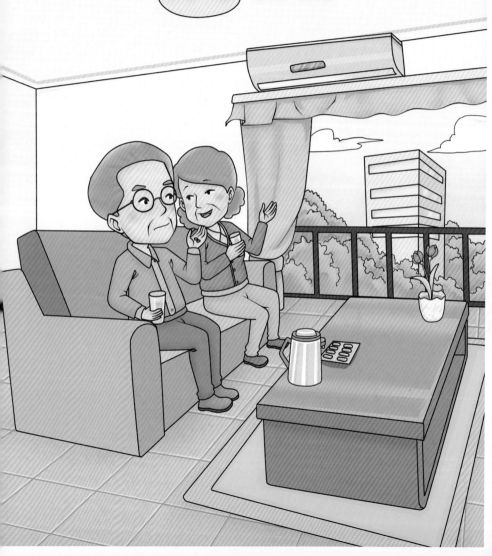

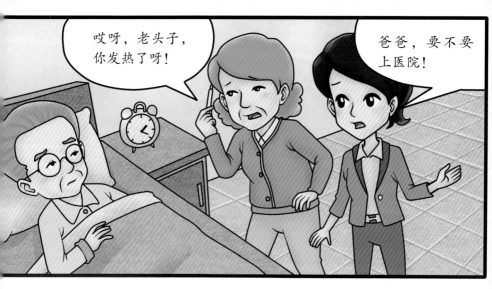

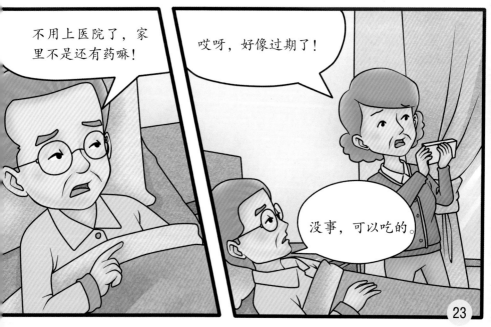

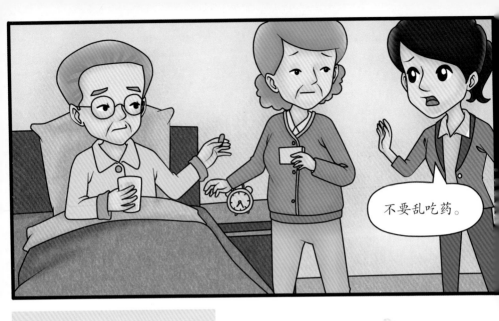

- 生病不可自行判断，应该遵医嘱服药。
- 切勿服用过期药物，并且应注意禁忌。

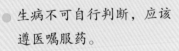

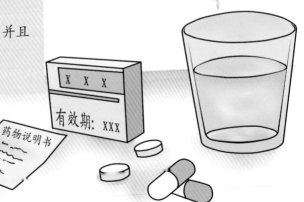

安全服药

谨遵医嘱，认真阅读药品说明书，了解药物的不良反应。有些药物，哮喘、冠心病、癫痫、糖尿病、高血压病患者和孕妇、小孩是不能服用的哦！

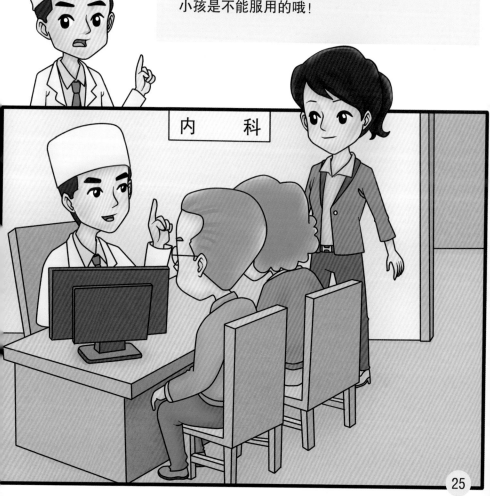

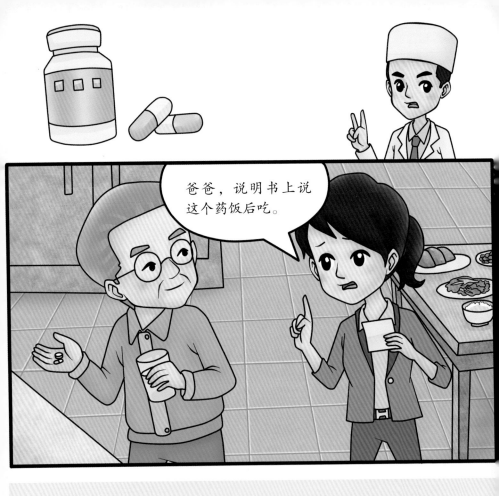

　　药不是吃得越多就越有效！看清安全剂量、每天的服药次数和每次的药量。分清餐前服用还是餐后服用，分清早晨服用还是睡前服用等，有些药物一定要饭后服用哦！有消化道溃疡病史者尤其应当注意。

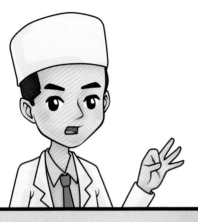

● 服药的时候禁止饮酒！尤其是在服用抗生素期间。
● 避免辛辣、刺激性食品。
● 服药应严格遵守医嘱。

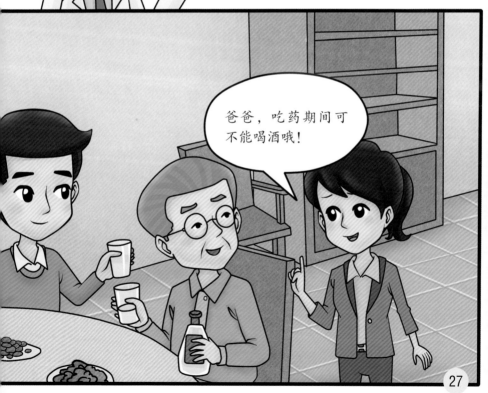

爸爸，吃药期间可不能喝酒哦！

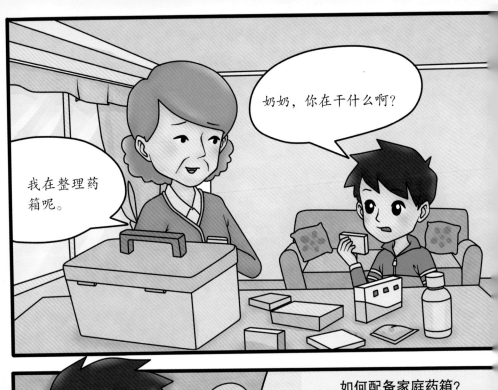

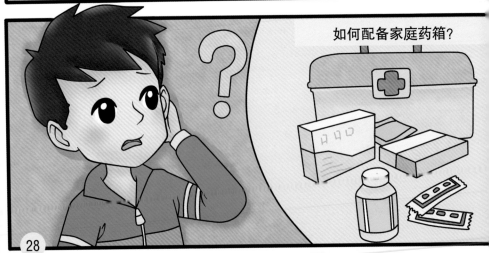

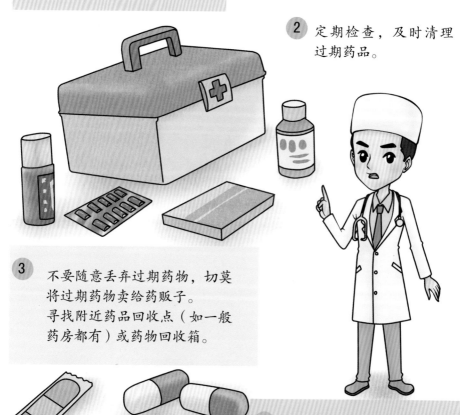

1 放在通风、避光、干燥、可靠、安全的位置。

2 定期检查，及时清理过期药品。

3 不要随意丢弃过期药物，切莫将过期药物卖给药贩子。寻找附近药品回收点（如一般药房都有）或药物回收箱。

4 有效期：药品质量的期限，当月还有效。失效期：药品到此日期就超过安全有效范围。

29

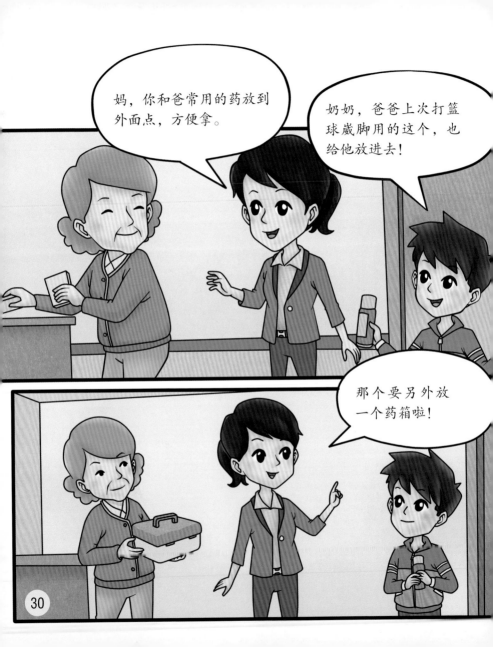

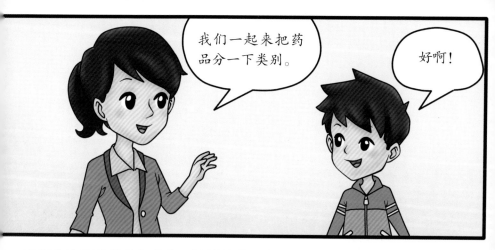

我们一起来把药品分一下类别。

好啊!

家庭药箱要分类准备药物，按照外敷、内服和使用频率分类

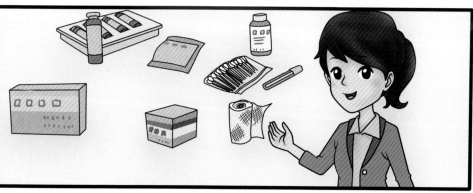

　　一般种类有：抗菌消炎药；解热镇痛药；抗感冒药；抗过敏药；镇静催眠药；胃肠病用药包括通便导泻药；维生素类；止咳、祛痰、平喘药；冠心病、高血压病的急救用药；跌打损伤药；防暑药；外用药；眼科用药；外用消毒药；卫生用品（如药棉、纱布、体温计等）。不同特点的家庭可选择性准备。每类药品选择2~3种即可。

家庭意外伤害防护

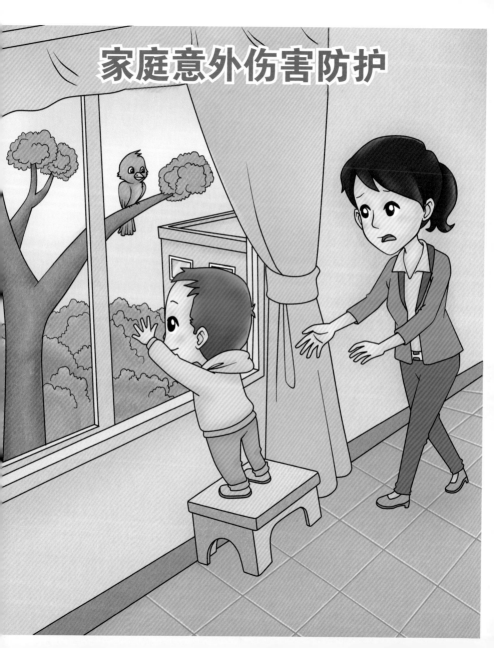

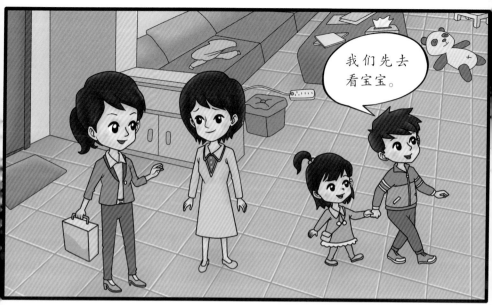

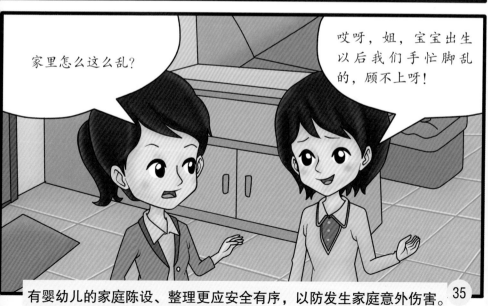

有婴幼儿的家庭陈设、整理更应安全有序，以防发生家庭意外伤害。

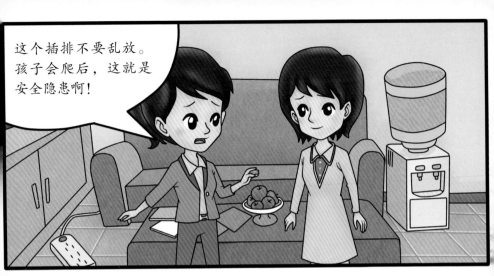

这个插排不要乱放。孩子会爬后，这就是安全隐患啊！

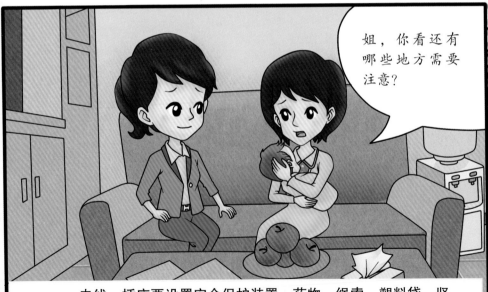

姐，你看还有哪些地方需要注意？

电线、插座要设置安全保护装置。药物、绳索、塑料袋、坚硬锐器、小的球形物品应妥善收藏。

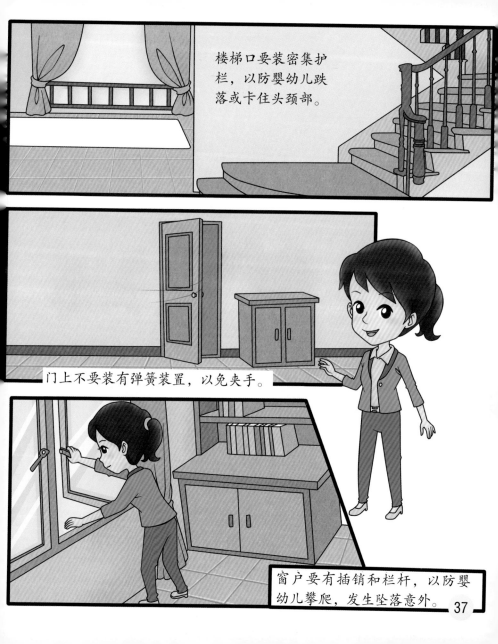

楼梯口要装密集护栏，以防婴幼儿跌落或卡住头颈部。

门上不要装有弹簧装置，以免夹手。

窗户要有插销和栏杆，以防婴幼儿攀爬，发生坠落意外。

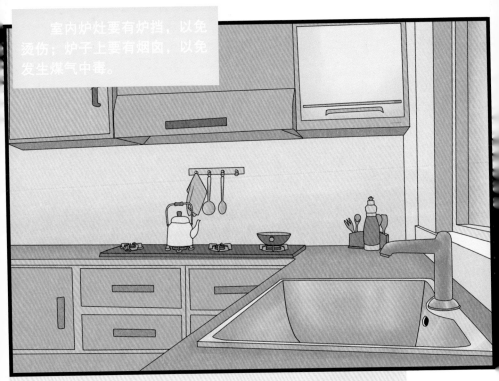

室内炉灶要有炉挡，以免烫伤；炉子上要有烟囱，以免发生煤气中毒。

电器、电线插座应远离小宝宝，最好用塑胶安全装置封住。

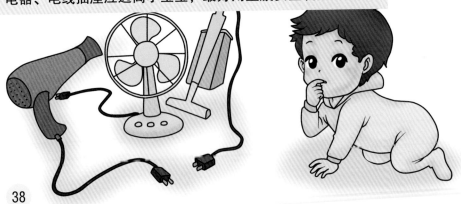

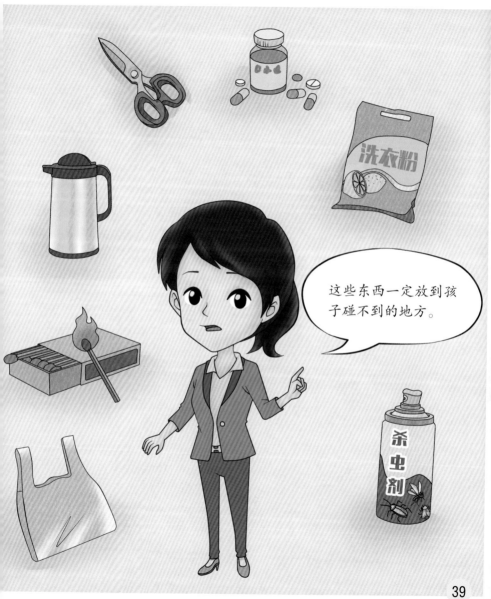

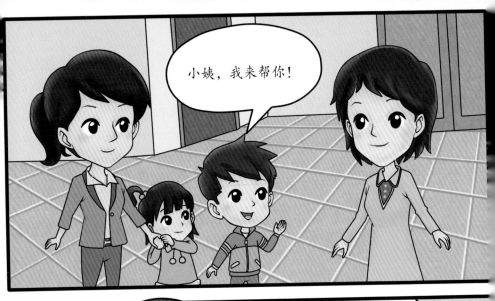

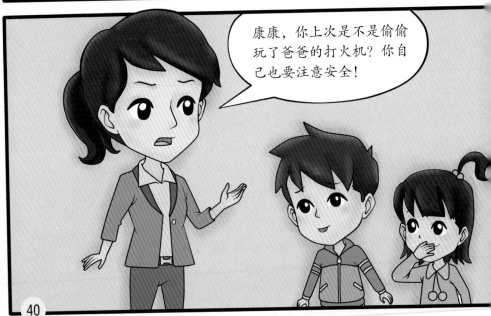

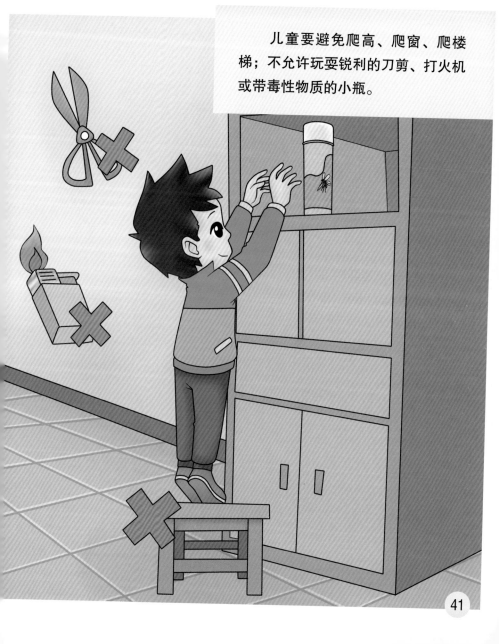

儿童要避免爬高、爬窗、爬楼梯；不允许玩耍锐利的刀剪、打火机或带毒性物质的小瓶。

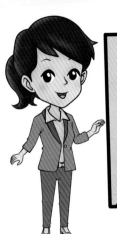
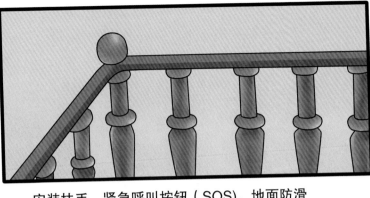

安装扶手、紧急呼叫按钮（SOS），地面防滑

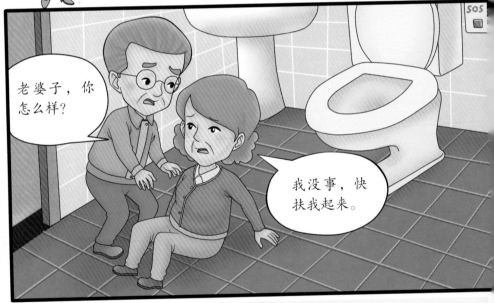

老婆子，你怎么样？

我没事，快扶我起来。

对于家中的老年人、行动不便人士，也应该注意防护，加装安全应急设施。

中毒紧急处置

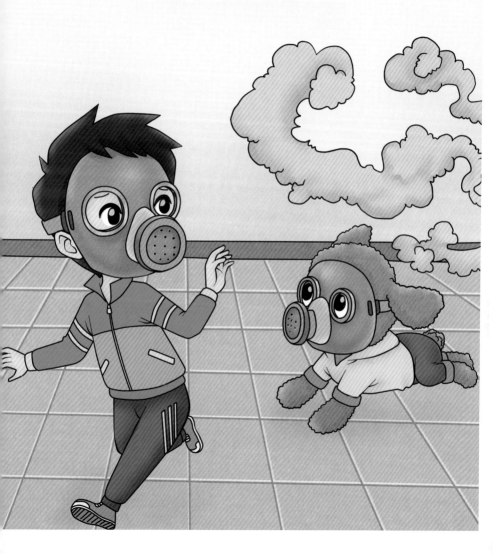

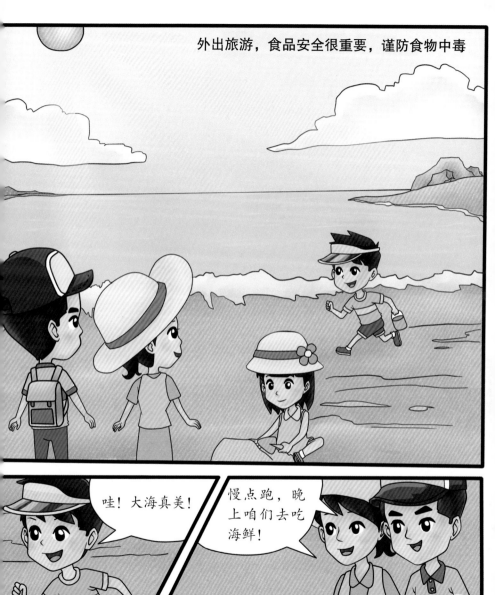

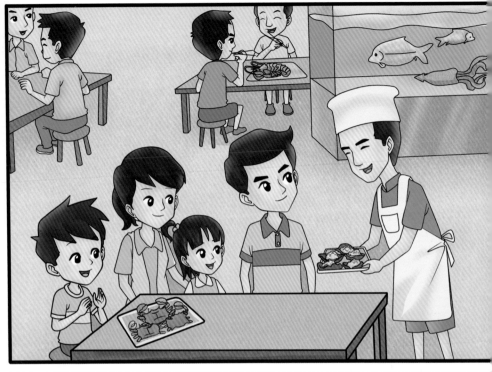

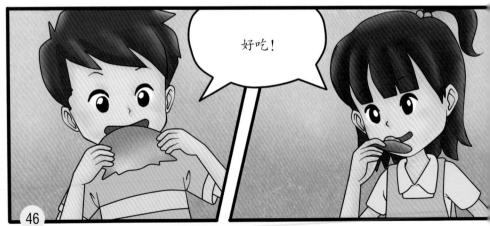

好吃！

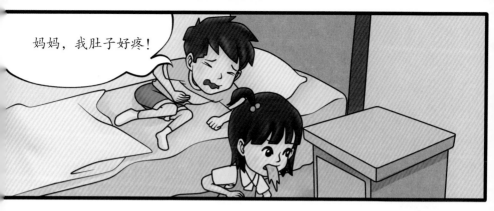

妈妈，我肚子好疼！

食物中毒可出现腹痛、腹泻、恶心、呕吐、发热等症状，疑似或确认食物中毒应及时去医院就诊处理。

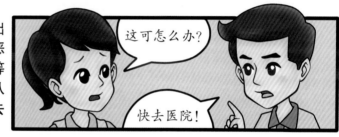

这可怎么办？

快去医院！

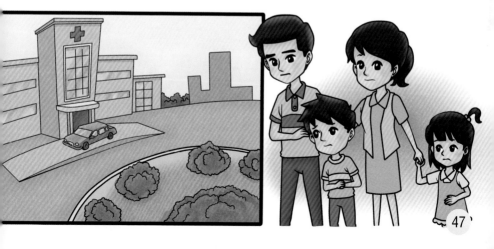

发生食物中毒的时候要暂停饮食，及时就医后，遵医嘱逐渐开放饮食，少食多餐、清淡饮食，逐步恢复；腹泻的要多饮水，补充水和电解质。

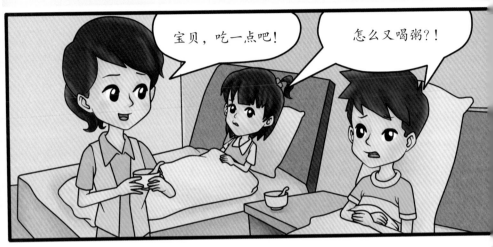

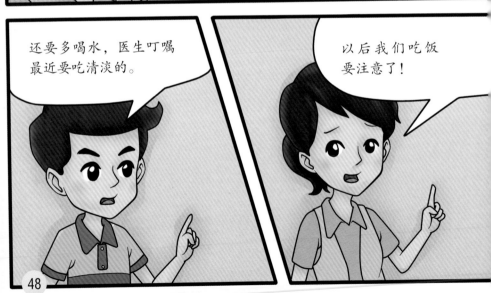

48

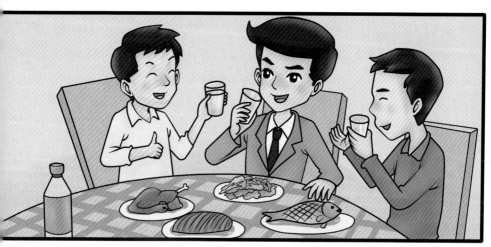

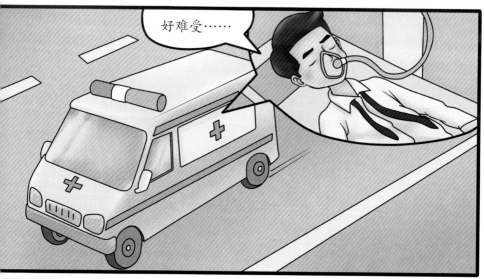

醉酒或酒精中毒时，要注意多饮水。如出现昏迷或嗜睡症状时，应保持平卧位，清除口腔异物，头偏向一侧，保持气道通畅。需要有人看护，直至清醒，或送其去医院检查、治疗。

一氧化碳中毒时，首先应打开门、窗通风，将伤者移到空气新鲜的地方。如果中毒较重，出现意识不清并伴有呕吐，要将其头部歪向一侧，避免呕吐物误入气道造成窒息。

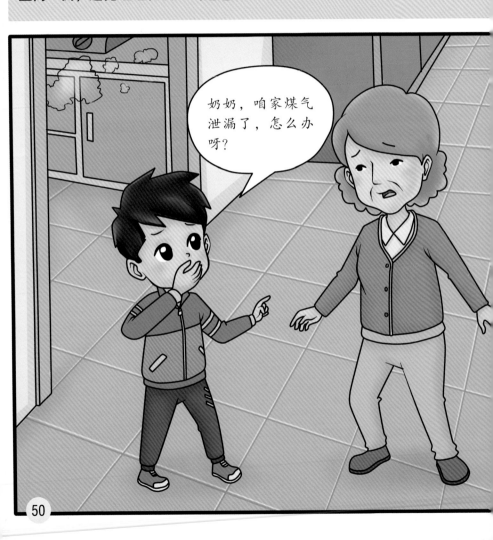

立刻关闭煤气的总阀门

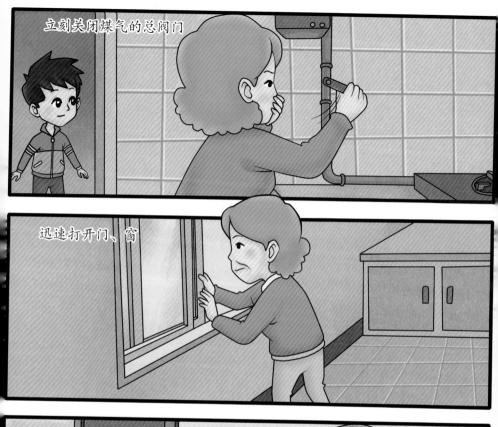

迅速打开门、窗

迅速撤离并在外拨打煤气公司电话

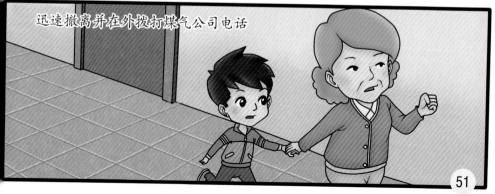

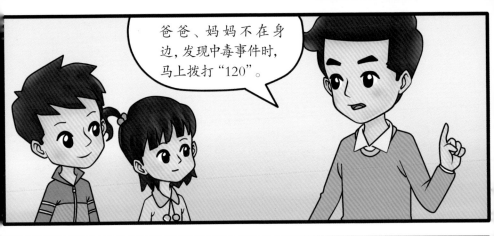

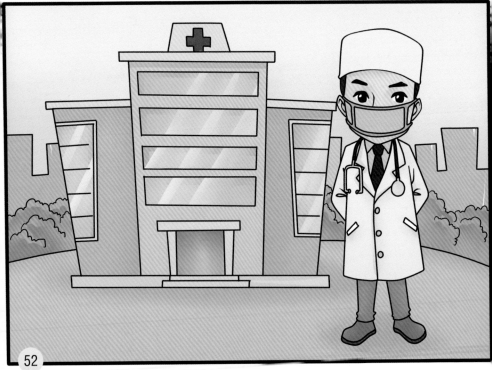

中毒救治小贴士

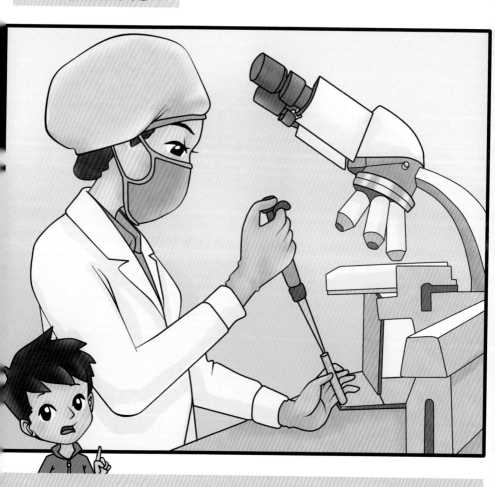

　　救助中毒者时，首先要确保救助者自身的安全，以免抢救者自身中毒。然后再想办法减少毒素的吸收，还要记住搜集现场遗留的毒物，以备化验，进行针对性解毒治疗。

家庭急救处理

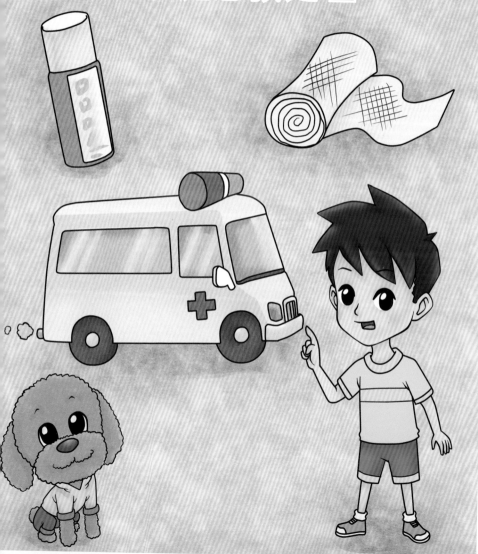

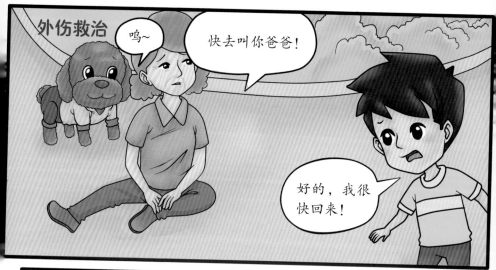

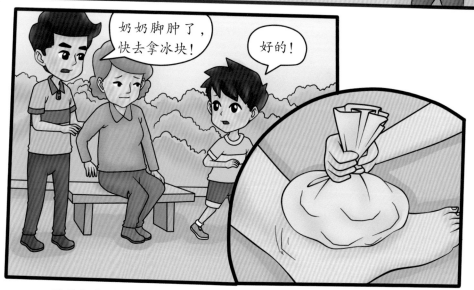

　　外伤初期出现红、肿、热、痛等症状，应局部制动，用冷毛巾或冰块冷敷，能减轻症状。

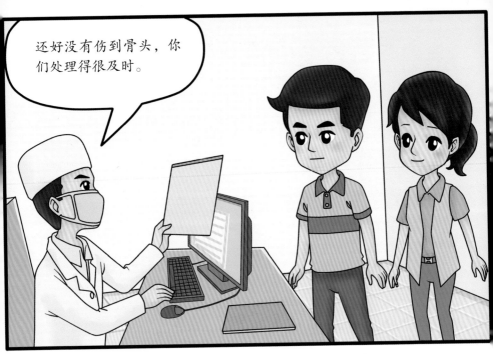

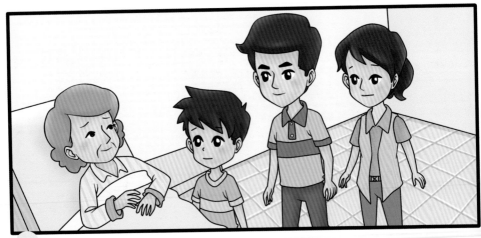

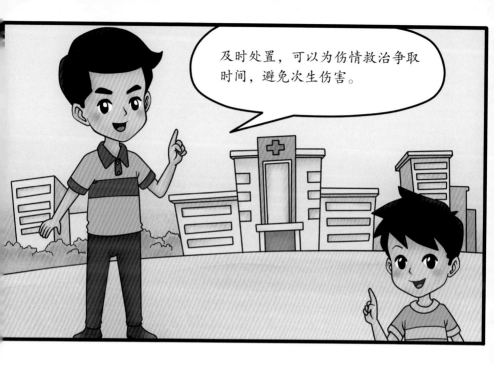

小贴士

（1）出现关节扭伤和红肿，应当采用冰敷。用布包住冰块敷在伤处，轻按伤处；然后送医院进行X线片检查以做进一步的诊断。

（2）不慎擦伤或者被尖锐物刺伤、割伤流血时，要避免交叉感染。先冲洗，用干净的布条先行包扎，然后去医院做创口清洁处理。

（3）烧伤或烫伤首先应该脱去伤处周围的衣、帽，立刻用冷水冲洗伤处，使其尽快冷却，然后再送医院做进一步的治疗。

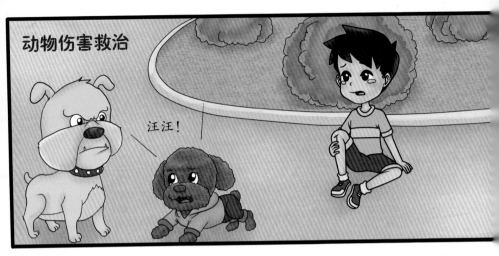

动物伤害救治

汪汪！

　　发生动物伤害的情况时，除了发生伤口感染以外，还易诱发破伤风、狂犬病等次生并发症。

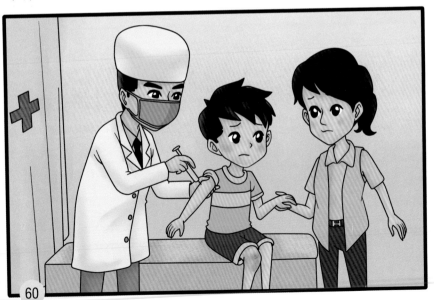

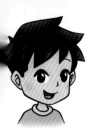

阿猫阿狗大作战

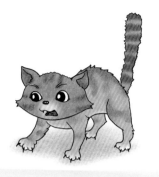

被猫、狗抓伤、咬伤后，有可能诱发破伤风、狂犬病，伤口会出现疼痛、红肿。如果不处理，几天到几个月后可能会出现烦躁、牙关紧闭、怕光、怕水等，严重的会危及生命。

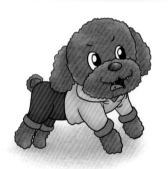

被猫、狗伤害后，小伤口可以立即用清水和肥皂水冲洗，冲洗时间不能少于20分钟，将伤口内的血液与动物唾液挤压出来，清洗干净。

如果伤口较大，软组织损伤严重，则不宜过度冲洗，要用干净的纱布盖上伤口，尽快送往医院，要注射狂犬病疫苗或破伤风抗毒素。

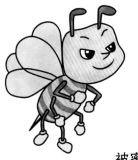
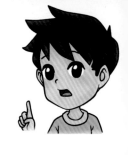

被昆虫蛰伤怎么办

被蜜蜂或蝎子蛰伤，伤口中心会有出血点，起小水泡，周围肿胀，还会出现烧灼痛或剧痒。蜂蛰还可能引起局部或全身过敏反应，严重的还会出现喉头水肿、支气管痉挛，甚至休克。中蝎毒严重时，人会出现发热、恶心、呕吐，甚至呼吸困难。

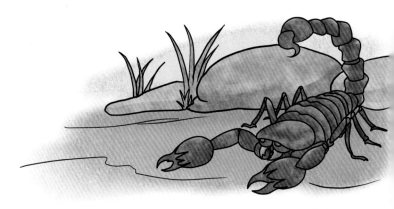

处理方法：①这时候不要用手指拔刺，最好用镊子将刺拔出来；②立即用手挤出蛰伤处的毒液，也可以用拔火罐的方法吸出毒液；③用碱性的肥皂水或苏打水清洗伤处；④冷敷减轻皮肤肿胀和疼痛。如果伤情严重，应尽快送医院。

紧急救治措施

游泳前做适当的热身运动是减少游泳时发生肌肉痉挛的必要防护手段

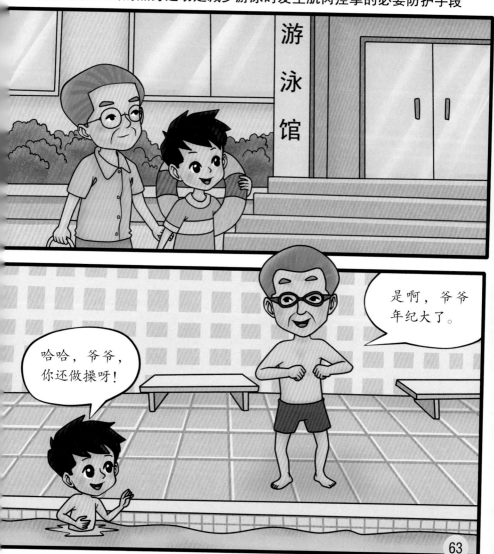

深水区水温低，易诱发肌肉痉挛，造成溺水意外。

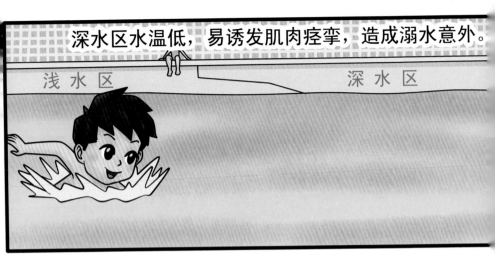

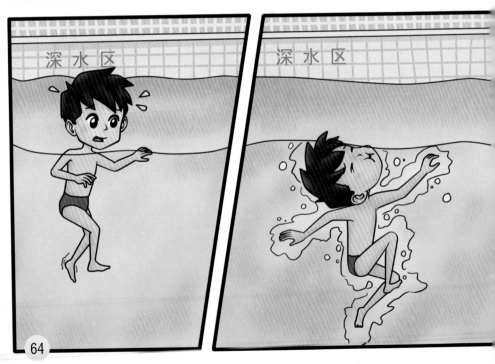

一旦由于心脏病突发、溺水、窒息或其他意外事件导致的意识昏迷，并出现呼吸、心跳停止的现象，应立即就地实行心肺复苏术。心脏、呼吸骤停4分钟之内进行正确的心肺复苏术，可以挽救近一半人的生命。

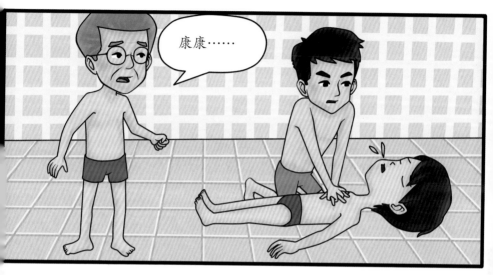

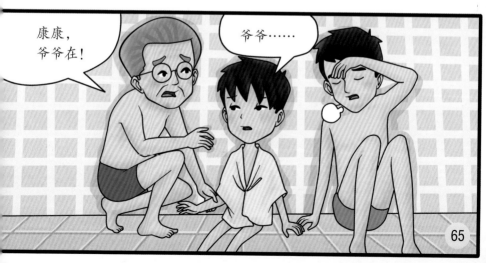

心肺复苏术

心肺复苏术的步骤

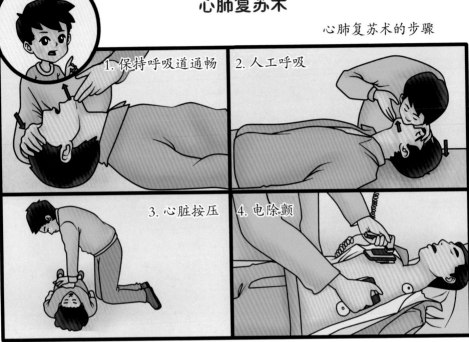

1. 保持呼吸道通畅
2. 人工呼吸
3. 心脏按压
4. 电除颤

心肺复苏术的注意事项

（1）心肺复苏过程中不应搬动患者。

（2）按压位置要正确。

（3）按压频率要均匀，不能用力过大。

（4）按压的中断不能大于10秒。

（5）按压与呼吸比保持在30:2,按压频率应为每分钟100次（成人）。

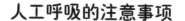

人工呼吸的注意事项

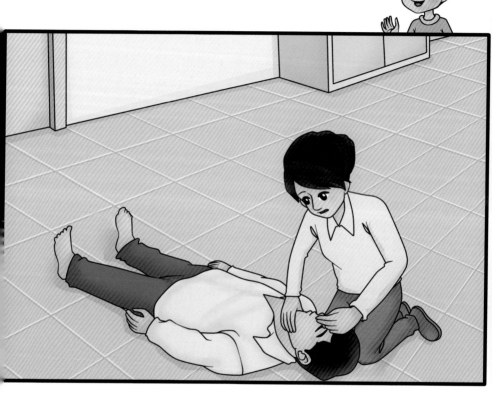

（1）通气应持续2秒钟，每分钟6~7次，每次吹气700~1 000毫升。

（2）保证每次胸部抬起；通气以见到胸廓起伏为度，避免过度通气。

（3）第1次人工呼吸如果未使胸廓起伏，再次开放气道，接着做第2次通气，无论胸廓起伏与否，应立即开始做胸外按压。在人工呼吸时，胸外按压不应停止。

心前区叩击术的注意事项

右手松握空心拳，小鱼际肌侧朝向患者胸壁，从距胸壁20~30厘米的高度垂直向下捶击胸骨正中下段。捶击1~2次，每次1~2秒，力度中等。如果出现心跳，说明复苏成功。若1~2次后没有成功，可换用胸外按压和人工呼吸。

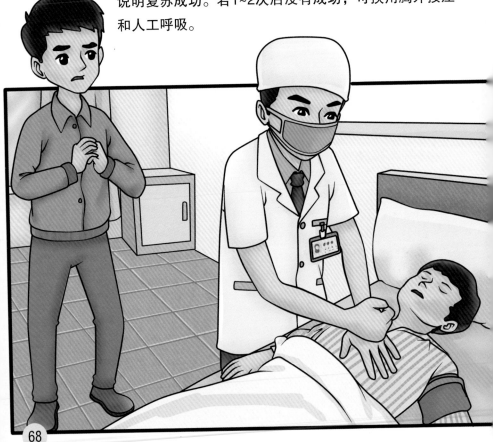

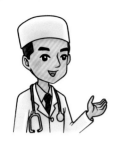
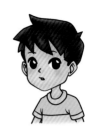

胸外按压的注意事项

（1）捶击不宜反复进行，最多不超过2次；力度不要太大，以免引起肋骨骨折。

（2）患者仰卧，头部与心脏在同一水平上，如有可能，抬高下肢；口颈后仰，托起下颌；保持气道通畅。

（3）按压部位：在胸骨下方1/3处。

（4）手放在胸骨下关部，即两乳头连线的中间。

（5）手掌根部的横轴与胸骨长轴重合，一只手放在另一只手的手背上，10指相扣，手心翘起，手指离开胸壁。

图书在版编目（CIP）数据

家庭保健科普画册——"新家庭计划"指南/上海市人口和家庭计划指导服务中心组编.
—上海：复旦大学出版社，2016.7（2016.9 重印）
ISBN 978-7-309-12332-6

Ⅰ．家… Ⅱ．上… Ⅲ．家庭保健-图集 Ⅳ．R161-64

中国版本图书馆 CIP 数据核字（2016）第 122614 号

家庭保健科普画册——"新家庭计划"指南
上海市人口和家庭计划指导服务中心 组编
责任编辑/王 瀛

复旦大学出版社有限公司出版发行
上海市国权路 579 号 邮编：200433
网址：fupnet@ fudanpress. com http://www.fudanpress.com
门市零售：86-21-65642857 团体订购：86-21-65118853
外埠邮购：86-21-65109143
上海锦佳印刷有限公司

开本 890×1240 1/32 印张 2.5 字数 90 千
2016 年 9 月第 1 版第 2 次印刷
印数 5 301—10 400

ISBN 978-7-309-12332-6/R · 1558
定价：28.00 元